BEI GRIN MACHT SICH IHR WISSEN BEZAHLT

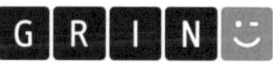

Krankheitsprävention. Bedeutung gesunder Ernährung im Kontext von Krankheit

Magdalena Stettner

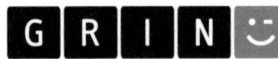

Bibliografische Information der Deutschen Nationalbibliothek:

Die Deutsche Nationalbibliothek verzeichnet diese Publikation in der Deutschen Nationalbibliografie; detaillierte bibliografische Daten sind im Internet über http://dnb.d-nb.de abrufbar.

ISBN: 9783346865373
Dieses Buch ist auch als E-Book erhältlich.

Druck und Bindung: Books on Demand GmbH, Norderstedt Germany
Gedruckt auf säurefreiem Papier aus verantwortungsvollen Quellen

Das vorliegende Werk wurde sorgfältig erarbeitet. Dennoch übernehmen Autoren und Verlag für die Richtigkeit von Angaben, Hinweisen, Links und Ratschlägen sowie eventuelle Druckfehler keine Haftung.

Das Buch bei GRIN: https://www.grin.com/document/1355230

Hamburger Fern-Hochschule

Psychologie B.Sc.

Hausarbeit

Die Bedeutung einer gesunden Ernährung im Kontext der Krankheitsprävention

von

Magdalena Stettner

Frühjahrssemester 2022

Inhaltsverzeichnis

Aus Gründen der besseren Lesbarkeit wird das generische Maskulinum gewählt. Dieses bezieht sich zugleich auf weibliche und männliche Personen.

Abkürzungsverzeichnis

BZgA	Bundeszentrale für gesundheitliche Aufklärung
BZfE	Bundeszentrum für Ernährung
DGE	Deutsche Gesellschaft für Ernährung e. V.
DGNP	Deutsche Gesellschaft für Nährstoffmedizin und Prävention
Gesundheit.gv.at	Öffentliches Gesundheitsportal Österreichs
SBK	Siemens-Betriebskrankenkasse
TK	Techniker Krankenkasse
WHO	Weltgesundheitsorganisation

1 Einleitung

Du bist, was du isst - diese geläufige Aussage kann insofern interpretiert werden, dass die Ernährung einer Person deren Gesundheit maßgeblich beeinflusst. Dies liegt nahe, da die Nahrungsaufnahme zu den menschlichen Grundbedürfnissen zählt und einen festen Bestandteil des täglichen Lebens darstellt. Alles, was wir essen, wird verstoffwechselt und bildet somit die Basis für die Strukturen und Funktionen unseres Organismus (Lebert & Strehl, 2018, S. 20). Daraus ergibt sich die Annahme, dass beispielsweise eine unausgewogene Ernährung gesundheitsrelevante Prozesse des Körpers beeinträchtigen und auf diese Weise Erkrankungen hervorrufen könnte. Inzwischen konnte die begünstigende Wirkung einer gesunden und ausgewogenen Ernährung auf die körperliche Gesundheit nachgewiesen werden (TK, 2017, S. 9). Die Gesundheitspsychologie widmet sich der „Gesamtheit der [...] wissenschaftlichen und professionellen Beiträge der Psychologie zur Förderung und Aufrechterhaltung von Gesundheit [und] zur Prävention und Behandlung von Krankheit [...]" (Faltermaier, 2017, Kap. 2.4). Dementsprechend sind die Ernährungswissenschaften im gesundheitspsychologischen Rahmen von hoher Relevanz, da sie bedeutende Maßnahmen für den Präventionsbereich aufzeigen. Aus diesem Grund wird in der folgenden Hausarbeit die Fragestellung erörtert, welche Rolle eine gesunde Ernährung bei der Prävention von Krankheiten einnimmt. Um das Verständnis anschließender Kapitel zu erleichtern, soll zu Beginn eine Konkretisierung des Krankheitsbegriffs vorgenommen werden. Nach einer Erläuterung des primärpräventiven Ansatzes wird im vierten Abschnitt auf die hohe Relevanz der Leitfrage aufmerksam gemacht. Im Anschluss wird thematisiert, inwiefern eine gesunde Ernährung die menschliche Gesundheit beeinflusst. Unter Einbezug eines kurzen biopsychologischen Exkurses soll in diesem Zuge der präventive Charakter einer gesunden Ernährungsweise aufgezeigt werden. Darüber hinaus wird ausgeführt, wodurch eine gesunde bzw. ausgewogene Ernährung gekennzeichnet ist. Im nächsten Kapitel erfolgt die Vorstellung des HAPA-Modells (Health Action Process Approach). Anhand dieses Konzepts soll erklärt werden, weshalb vielen Menschen trotz ihrer guten Vorsätze keine gesunden Ernährungsgewohnheiten gelingen und welche Erkenntnisse sich daraus für die krankheitspräventive Forschung ergeben. Zuletzt wird die Darlegung der verschiedenen Themen durch eine Diskussion abgerundet.

2 Krankheitsbegriff

Der nachfolgende Abschnitt beschäftigt sich mit dem Versuch, die Konstrukte von Gesundheit und insbesondere von Krankheit zu definieren.

Obwohl der Ausdruck „Krankheit" ein weitverbreitetes Wort ist, scheint sich im wissenschaftlichen Bereich die verbindliche Festlegung auf eine einzelne Auslegung komplexer zu gestalten (Faltermaier, 2017, Kap. 2.3.1). Vermutlich treten bei vielen Menschen Assoziationen mit körperlichen Beschwerden auf, jedoch sollte ebenfalls die psychische Komponente berücksichtigt werden. Die Weltgesundheitsorganisation bezeichnet Gesundheit als „ein[en] Zustand vollständigen, körperlichen, seelischen und sozialen Wohlbefindens und nicht nur das Freisein von Krankheit oder Gebrechen" (WHO, 2013). Aus dieser Definition geht bereits hervor, dass sich Gesundheit nicht ausschließlich auf die Abwesenheit physischer Beschwerden beschränken lässt. Nun könnte geschlussfolgert werden, dass eine Erkrankung die Abwesenheit von (mehr als) einem dieser Merkmale bedeutet. Da das Wohlbefinden von der WHO in drei Dimensionen untergliedert wird, könnte schon allein das Auftreten psychischer Anomalien als Abweichung von Gesundheit eingeschätzt werden. Hier stellt sich die Frage, ob sich eine betroffene Person automatisch in einem Zustand von Krankheit befindet. Eine Schwierigkeit besteht an dieser Stelle darin, dass die Betrachtung von Gesundheit und Krankheit als Gegenpole unzureichend ist, vielmehr bietet sich eine weniger statische Perspektive an. Nach Antonovsky lässt sich jede Person auf einem Kontinuum zwischen Gesundheit und Krankheit verorten (Faltermaier, 2017, Kap. 2.3.3). Damit soll ausgedrückt werden, dass ein Mensch sich - abhängig von vielfältigen Faktoren wie der individuellen Lebensweise - entweder näher zum Extremum der Gesundheit oder der Krankheit bewegt. Es kann die Schlussfolgerung gezogen werden, dass das persönliche Gesundheitsverhalten idealerweise darauf abzielen sollte, einen möglichst hohen Grad an Gesundheit zu erreichen. Ergänzend soll der medizinische Blickwinkel herangezogen werden. Dieser beschreibt Krankheit als „Störung der Lebensvorgänge in Organen oder im gesamten Organismus mit der Folge von subjektiv empfundenen und/oder objektiv feststellbaren körperlichen, geistigen oder seelischen Veränderungen" (BZgA, 2018). Diese Perspektive benennt organische Funktionsbeeinträchtigungen als Ursache für Erkrankungen, aus denen Veränderungen auf der körperlichen, geistigen oder seelischen Ebene resultieren. Grundsätzlich ähnelt diese Vorstellung von Krankheit derjenigen der WHO, jedoch wird hier auf die physische Komponente als ausschlaggebender Faktor hingewiesen. Da also organische Funktionsstörungen einen Ausgangspunkt bilden, werden diese sowie deren Prävention im weiteren Verlauf dieser Arbeit in den Fokus genommen. Darüber hinaus soll der Begriff der Zivilisations- bzw. Volkskrankheiten näher beleuchtet werden. Wie der Name bereits andeutet, handelt es sich bei diesen um Erkrankungen, die in der Bevölkerung weit verbreitet sind. Als Ursprung kann der moderne Lebensstil der heutigen Gesellschaft angeführt werden: Dieser beinhaltet das vermehrte Auftreten von Risikofaktoren wie schlechter Ernährung, Bewegungsmangel oder Stress (SBK, 2022). Laut Bracht & Leitzmann sind Überwicht, Diabetes Typ 2, Hypertonie, Herz-Kreislauf-Erkrankungen und auch viele Krebserkrankungen zu einem wesentlichen Teil ernährungsbedingt (Bracht & Leitzmann, 2020, S. 58). Im diesem Zusammenhang muss erwähnt werden, dass jede dieser genannten Beschwerden zu den führenden Zivilisationskrankheiten zählt (DGNP, o. J.). Darüber hinaus sind diese, sofern nicht genetisch bedingt, mithilfe eines gesundheitsbewussten Lebensstils theoretisch vermeidbar (SBK, 2022; The Lancet, 2019). Durch eine gesunde Ernährung kann demzufolge das Risiko, von einer Volkskrankheit betroffen zu sein, gesenkt oder sogar verhindert werden. Dies betont die hohe Relevanz des gewählten Themas bezüglich eines verbesserten Gesundheitszustandes der Gesellschaft. Dieser Sachverhalt wird anhand statistischer Daten im vierten Kapitel ausführlicher erläutert. Im folgenden Abschnitt wird näher auf die verschiedenen Formen der Prävention eingegangen.

3 Primarpravention

„Viel wichtiger als Früherkennung, bei der die Krankheit schon ausgebrochen ist, ist die Vorbeugung." (Bracht & Leitzmann, 2020, S. 97)

Allgemein gehören zur Krankheitsprävention alle Interventionen, die auf Vermeidung, Verringerung bzw. Abschwächung oder zeitliche Verschiebung von Gesundheitsstörungen abzielen (BZgA, 2022). Diese Erklärung differenziert nach dem Strukturmodell zwischen drei Formen der Prävention: Primär-, Sekundär- und Tertiärprävention. Das Zitat zu Beginn des Kapitels verweist auf die große Bedeutung der Primärprävention. Bei dieser zielen alle Maßnahmen darauf ab, die Gesundheit zu erhalten oder den Ausbruch von Krankheiten zu verhindern. Dies gelingt mithilfe einer Identifizierung potenzieller Risikofaktoren (DGNP, o. J.). Daraus lässt sich schließen, dass deren konsequente Bekämpfung entscheidend bei einem Krankheitsausbruch ist. Die Gründe, weshalb Personen trotz ihrer ausreichenden

Präventionskenntnisse gesundheitsgefährdende Verhaltensweisen praktizieren, sind Gegenstand des sechsten Kapitels. Dem Fortschreiten einer eingetretenen Erkrankung entgegenzuwirken, steht im Interesse der Sekundärprävention (DGNP, o. J.). Nach einer Diagnostik zur Ermittlung des Krankheitsstadiums können die erforderlichen Handlungsschritte mit dem Patienten besprochen werden, beispielsweise könnte die operative Entfernung eines Tumors dessen Ausbreitung verhindern. Maßnahmen der tertiären Prävention werden bei Personen eingesetzt, deren Krankheit sich bereits manifestiert hat. Das Ziel ist eine Minimierung bzw. Linderung von bleibenden Schäden oder auch die Verhinderung eines Rückfalls (DGNP, o. J.; Gesundheit.gv.at, o. J.). Im vorangehenden Abschnitt ist bereits darauf hingewiesen worden, dass viele Zivilisationskrankheiten von vorneherein vermieden werden könnten - unter der Voraussetzung einer gesunden Lebensweise, zum Beispiel in Form von einer ausgewogenen Ernährung, dem Ausüben einer sportlichen Aktivität oder der Verminderung von Stress (SBK, 2022). Da eine gesunde Ernährung insbesondere einen primärpräventiven Effekt auf Krankheiten hat, werden zur Beantwortung der Leitfrage die Ansätze der primären Krankheitsvorbeugung bevorzugt. Vollständigerweise wird angemerkt, dass eine ausgewogene und gesundheitsfördernde Nahrungszufuhr auch im Fall einer schon eingetretenen Krankheit unterstützend in die Behandlung integriert werden könnte. Überdies besteht ein Unterschied zwischen Prävention und Gesundheitsförderung. Während die Krankheitsprävention sich überwiegend der Verhinderung einer Krankheitsentstehung oder deren negativen Folgen widmet, beschäftigt sich die Gesundheitsförderung mit dem Erreichen von Gesundheit mittels Ressourcen. Damit sind die Bedingungen von Gesundheit gemeint (Faltermaier, 2017, Kap. 8.1.2), also beispielsweise die Aneignung gesundheitsbezogenen Wissens oder der Aufbau eines widerstandsfähigen Immunsystems. Laut Lebert & Strehl kann „die Ernährung […] der Gesundheit in zweierlei Weise dienen, nämlich indem ernährungsbedingte Risikofaktoren gemieden und nicht ernährungsbedingte Risikofaktoren durch eine ausgewogene Ernährung kompensiert werden" (Lebert & Strehl, 2018, S. 69). Die Kompensation von riskanten Faktoren könnte darin bestehen, den weiteren Verlauf einer Krankheit durch eine gesunde Ernährung günstig zu beeinflussen - dies wurde in diesem Abschnitt etwas weiter oben angedeutet. Das Unterlassen von risikobehaftetem Verhalten ist zentral bei der Prävention von Krankheiten. Im Grunde bedeutet dies also, auf gesundheitsschädliche Nahrung und einen Überkonsum zu verzichten (Bracht

& Leitzmann, 2020, S. 80). Über die Merkmale eines riskanten Ernährungsstils wird in den nachstehenden Kapiteln noch einmal genauer informiert.

4 Erläuterung der hohen Themenrelevanz

„Wir leben in einem Zeitalter, in dem wir in den meisten Fällen wegen unserer Lebensweise sterben." (Bryson, 2020, S. 576f.)

Bryson hebt hervor, dass die Art, wie Individuen leben, in der heutigen Zeit zu den häufigsten Todesursachen gehört. Vermutlich prägen vor allem jene Tätigkeiten die Lebensweise, welchen regelmäßig nachgegangen wird: Dazu gehören womöglich die Arbeit, die jemand verrichtet, die Schlafgewohnheiten oder auch das Essverhalten. Täglich treffen Menschen Entscheidungen darüber, welche Nahrungsmittel sie zu sich nehmen - wie sich noch herausstellen wird, ist nicht jede Wahl der Gesundheit dienlich. Brysons Aussage lässt auch folgende Schlussfolgerung zu: Wenn sich die Lebensweise einer Person zugunsten ihrer Gesundheit ändert, können zum Tod führende Krankheiten eventuell vermieden werden. Aus diesem Grund soll nun veranschaulicht werden, weshalb eine gesunde Ernährung im Rahmen von Präventionsmaßnahmen einen sehr hohen Stellenwert einnimmt. Obwohl sich mit den Kriterien einer gesunden Ernährung erst das nächste Kapitel näher befasst, soll Grundlegendes zu ernährungsbezogenem Risikoverhalten an dieser Stelle vorweggenommen werden. Damit ist zum einen gemeint, insgesamt zu viel zu essen (Überkonsum). Zum anderen bedeutet dies, Nahrung zu konsumieren, die dem Körper schadet (ungesunde Produkte). Ein weiterer Punkt ist die Vernachlässigung einer breit gefächerten Nährstoffzufuhr, indem zum Beispiel bei der Nahrungsaufnahme nicht auf ein gutes Verhältnis der verschiedenen Lebensmittel geachtet wird (unausgewogene Ernährung) (Bracht & Leitzmann, 2020, S. 71). Wie schon erwähnt worden ist, lassen sich vor allem gängige Krankheiten der westlichen Wohlstandszivilisation unter anderem auf einen ungesunden Ernährungsstil zurückführen. Verantwortliche Ursachen sind möglicherweise das überreiche Angebot im Lebensmittelhandel oder die starke Weiterverarbeitung ursprünglich frischer Produkte. Mittlerweile kann zwischen den Volkskrankheiten Übergewicht, Diabetes, Gicht und Herz-Kreislauf-Erkrankungen und der Ernährungsweise ein eindeutiger Zusammenhang hergestellt werden (Bracht & Leitzmann, 2020, S. 44f.). Aus der Global Burden of Disease Study 2017 geht hervor, dass in jenem Jahr elf Millionen Menschen weltweit aufgrund von riskantem Ernährungsverhalten verstorben sind. Zudem werden kardiovaskuläre Erkrankungen als führender Auslöser für ernährungsbezogene Todesfälle genannt, gefolgt von Krebserkrankungen und Diabetes Typ 2 (The Lancet, 2019). Daraus ergibt sich die Feststellung, dass die ungesunde Ernährung der Bevölkerung sich zu einer globalen Herausforderung für das Gesundheitssystem entwickelt hat. Dies kann auch auf nationaler Ebene beobachtet werden: Die Ergebnisse einer weiteren Untersuchung zeigen auf, dass im Jahr 2019 ungefähr 60 Prozent der erwachsenen Population in Deutschland von Übergewicht betroffen gewesen sind (Statista, 2022). Es kann angenommen werden, dass ein Umdenken in der Gesellschaft in Bezug auf ein gesünderes Essverhalten die wirksame Verringerung moderner Zivilisationskrankheiten zur Folge hätte.

5 Einfluss einer gesunden Ernährung auf die Gesundheit

In diesem Abschnitt erfolgt eine Auseinandersetzung mit der Wirkung eines gesunden Ernährungsstils auf die Gesundheit.

Vegetarisch, vegan, Low Carb oder Superfood - diese Ernährungsempfehlungen der vergangenen Jahre zeigen, wie sehr sich die Vorstellung von einer gesunden Ernährung wandelt. Es haben bereits zahlreiche Wissenschaftler und Institute den Versuch unternommen, deren Eigenschaften präziser zu formulieren (Bracht & Leitzmann, 2020, S. 37). Das grundlegende Ziel der Nahrungsaufnahme ist, unter Berücksichtigung des Energie- und Nährstoffbedarfs eine adäquate Versorgung des Organismus zu gewährleisten (Elmadfa & Leitzmann, 2015, S. 51). Daraus könnte abgeleitet werden, dass eine Ernährungsform als gesund bezeichnet werden kann, wenn diese dem Körper alle benötigten Stoffe in ausreichendem Maß zur Verfügung stellt. Eine dem Bedarf entsprechende Energiezufuhr über die Nahrung ist laut der Deutschen Gesellschaft für Ernährung die Charakterisierung einer *vollwertigen* Ernährung, welche einen Beitrag zur lebenslangen Erhaltung oder Förderung der Gesundheit leisten kann. Eine Ausgewogenheit der energieliefernden Nährstoffe ist dabei von zentraler Bedeutung (DGE 1, o. J.). Zu einer besseren Orientierung hat diese Fachgesellschaft zehn Regeln für vollwertiges Essen und Trinken aufgestellt, wobei sich besonders die ersten sieben Grundsätze auf die Auswahl von Lebensmitteln beziehen:

1: Achten auf Lebensmittelvielfalt, überwiegend pflanzliche Kost
2: Täglich Obst (2 Portionen) und Gemüse (3 Portionen)
3: Wählen von Vollkornprodukten
4: Nahrungsmittel tierischen Ursprungs nur als Ergänzung

5: Gesundheitsfördernde pflanzliche Fette nutzen

6: Sparsamer Umgang mit Zucker und Salz

7: Rund 1,5 Liter Wasser pro Tag (DGE 2, o. J.).

Zu Beginn der 2000er Jahre hat ein Forschungsteam untersucht, an welchen Orten auf der Erde die Lebenserwartung der Einwohner am höchsten ist („Blue Zones"). Die zugrundeliegende Frage war, wie die Bevölkerung in solchen Gebieten lebt und sich ernährt. Tatsächlich konnten gemeinsame Lebensstilmerkmale ermittelt werden und es hat sich herausgestellt, dass die Bewohner in Blauen Zonen deutlich weniger von Zivilisationskrankheiten betroffen sind (Bracht & Leitzmann, 2020, S. 54f.). Bei der Betrachtung der einflussreichsten Faktoren sticht hervor, dass die Ernährungsempfehlungen 1, 4, 5 und 6 der DGE mit diesen übereinstimmen. Als weitere Gemeinsamkeiten bezüglich der Lebensweise sind mitunter der regionale und saisonale Anbau, ein hoher Anteil an Hülsenfrüchten und der Verzicht auf Fertiggerichte ermittelt worden. Jedoch darf nicht vernachlässigt werden, dass auch ernährungsunabhängige Einflussgrößen auf die Langlebigkeit identifiziert werden konnten (Bracht & Leitzmann, 2020, S. 55.). Da diese jedoch nur ein Drittel aller aufgezählten Merkmale betreffen, könnte die gesunde Ernährung der Menschen in den Blauen Zonen als bedeutender Faktor für das geringere Auftreten von Volkskrankheiten und der damit verbundenen höheren Lebenserwartung gewertet werden. Die Ergebnisse dieser Untersuchung lassen also einen Hinweis auf die präventive Wirkung einer gesunden Ernährungsweise zu. Um die vorbeugenden Eigenschaften eines gesunden Ernährungsstils zu verstehen, lohnt sich außerdem ein Exkurs in die orthomolekulare Medizin. Dieser Bereich bemüht sich um die Gesundheitserhaltung und Krankheitsbehandlung mittels einer Konzentrationsveränderung von Substanzen im Körper, die für die Gesundheit erforderlich sind (Burgerstein, Schurgast & Zimmermann, 2018, Kap. 1.1). Pioniere der Biochemie haben in den 1960er Jahren erkannt, dass „alltägliche Erkrankungen dann auftreten, wenn die Biochemie des Körpers durch Störungen im Mikronährstoffhaushalt […] aus dem Gleichgewicht gebracht wird" (Burgerstein et al., 2018, Kap. 1.1). Zu den Mikronährstoffen gehören Vitamine, Mineralstoffe und Spurenelemente. Viele von diesen Stoffen kann der Körper nicht selbst synthetisieren, sodass sie von außen über die Nahrung zugeführt werden müssen. Da Mikronährstoffe an allen Stoffwechselvorgängen beteiligt sind, existiert nach Burgerstein eine direkte Verbindung von Mängeln und Störungen im Mikronährstoffhaushalt zu den wichtigsten Volkskrankheiten (Burgerstein et al., 2018, Kap. 1.1.1). Daraus ergibt sich die Konklusion, dass durch eine stetige Versorgung des Körpers mit diesen Nährstoffen Mangelerscheinungen und die daraus hervorgehenden Krankheiten vermieden werden könnten. Prinzipiell bedarf es zudem einer stabilen Immunabwehr, um Krankheiten erfolgreich vorzubeugen. Bei einem gesunden Ernährungsstatus sollte das Immunsystem in der Lage sein, seine Aufgaben effektiv zu erfüllen (Elmadfa & Leitzmann, 2015, S. 111). Etwa 80 % unseres Immunsystems befinden sich im Verdauungstrakt, und zwar in Form von über 1000 Bakterienstämmen. Dabei ist eine hohe Diversität der verschiedenen Mikroorganismen ein bestimmender Faktor über die Gesundheit (Bracht & Leitzmann, 2020, S. 407ff.). In Abhängigkeit von der aufgenommenen Nahrung produzieren die Darmmikroben entweder schädliche Stoffwechselprodukte, die Krankheiten begünstigen können, oder vorteilhafte Metaboliten mit protektiven Eigenschaften (Scott & Tuohy, 2014, chap. 1). Allerdings kann der Aufbau der Darmflora durch den Konsum bestimmter Lebensmittel gezielt beeinflusst werden. Ein gesunder Ernährungsstil mit einem hohen Verzehr von Gemüse, Hülsenfrüchten und Vollkorn trägt zu einem günstigen Mikrobiom bei. Es gibt nämlich natürliche Nahrungsmittelbestandteile, welche die Vermehrung nützlicher Mikroorganismen fördern, zum Beispiel der in Zwiebeln enthaltene Ballaststoff Inulin (BZfE, o. J.). Auch in dieser Hinsicht wirkt eine gesunde Ernährungsweise also vorbeugend, da diese einen stabilisierenden Einfluss auf die Darmflora und infolgedessen auch auf das Immunsystem eines Menschen ausübt. Nachdem Wesentliches zu den präventiven Eigenschaften einer gesunden Ernährung ausgeführt worden ist, soll der Schwerpunkt als Nächstes auf dem tatsächlichen Gesundheitsverhalten von Personen liegen.

6   Konkrete Umsetzung von Präventionsmaßnahmen - HAPA-Modell

„Nie war das Wissen über die geeignete Ernährung für den Menschen so erforscht und verfügbar wie heute." (Bracht & Leitzmann, 2020, S. 40)

Aufgrund der soeben genannten Aussage könnte gemutmaßt werden, dass infolge des erweiterten Forschungsstandes auch ein Anstieg der Gesundheit in der Allgemeinbevölkerung zu verzeichnen ist. Dies widerspricht hingegen der bereits erläuterten Tatsache, dass beispielsweise die Anzahl der von Zivilisationskrankheiten betroffenen Menschen stetig zunimmt (Faltermaier, 2017, Kap. 1). Eine Ursache für dieses Missverhältnis könnte in den gesundheitlichen Gewohnheiten und Entscheidungen von Individuen begründet liegen. Das HAPA-Modell gehört zu den Konzepten des Gesundheitsverhaltens und bietet eine Begründung für die Diskrepanz zwischen dem präventionsbezogenen Wissen bzw. den Absichten von Personen und deren Gesundheitsverhalten. Dieser Ansatz widmet sich sowohl der Erklärung von Verhaltensintentionen als auch der Verwirklichung und Aufrechterhaltung konkreten Handelns (Faltermaier, 2017, Kap. 5.7.2). Zunächst einmal stellt sich die Frage, welche Komponenten zur Entstehung bestimmter Absichten beitragen. Als erster Aspekt kann hier die Risikowahrnehmung genannt werden: In diesem Schritt schätzt ein Individuum den Schweregrad und die persönliche Verwundbarkeit durch eine gesundheitliche Gefahr ab (Faltermaier, 2017, Kap. 5.7.2). Unter Anwendung auf ein konkretes Verhalten wie den regelmäßigen Nahrungsüberkonsum könnten sich bei einem Betroffenen folgende Überlegungen ergeben: Der Person wird bewusst, welche Krankheiten durch ein langfristiges Fortführen der gesundheitsschädlichen Angewohnheit verursacht werden könnten, zum Beispiel Übergewicht (Verwundbarkeit). Hinzu kommt ein Abwägen der potenziellen Verhaltenskonsequenzen. Inwiefern würde der Alltag durch die Gewichtszunahme beeinträchtigt, welche Tätigkeiten könnten nicht mehr problemlos ausgeführt werden (Schweregrad)? Nach dieser ersten Risikobeurteilung werden auch Handlungs-Ergebnis-Erwartungen in die Absichtenbildung integriert. Darunter versteht man die Überzeugung einer Person, dass die zukünftigen negativen Folgen des Verhaltens durch entsprechende Gegenmaßnahmen abgewendet werden könnten (Faltermaier, 2017, Kap. 5.7.2). Möglicherweise kommt der Betroffene zu der Ansicht, dass eine Reduzierung der Nahrungszufuhr kombiniert mit körperlicher Bewegung eine ungesunde Gewichtszunahme verhindern würden. Als eine der relevantesten Variablen bei Verhaltensänderungen gilt des Weiteren die Selbstwirksamkeitstheorie nach Bandura: Einschätzungen der persönlichen Bewältigungskompetenz beeinflussen stark, ob ein Individuum kritisches Gesundheitsverhalten in Zukunft tatsächlich unterlässt und sich stattdessen den gesundheitsförderlichen Methoden zuwendet (Faltermaier, 2017, Kap. 5.7.2). Wenn jemand aufgrund vergangener Erfahrungen die eigene Disziplin als unzureichend erachtet, wird eine Ernährungsumstellung vermutlich nur schwer gelingen. Eine Krankenkassen-Studie hat aufgelistet, welche Ursachen Menschen für das Scheitern von langfristigen Ernährungsumstellungen nennen: Ein Mangel an Durchhaltevermögen belegt in dieser Hinsicht den ersten Platz (TK, 2017, S. 54). Der anschließende Volitionsprozess bezieht sich auf alle Kognitionen vor (Planung), während (Kontrolle) und nach (Bewertung) einer Handlung (Faltermaier, 2017, Kap. 5.7.2). Personen mit der Tendenz zu einer Überernährung könnten zunächst jene Situationen identifizieren, welche zu diesem Verhalten führen. Die Aufstellung eines Ernährungsplanes könnte anschließend eine Orientierungshilfe bieten, um plötzlich auftretende Barrieren einfacher zu überwinden. Oft kommt es jedoch vor, dass die Realisierung von Zielen inmitten der Verhaltensänderung als zu beschwerlich empfunden wird, sodass ein Rückfall in alte Muster erfolgt (TK, 2017, S. 54). In den vorangehenden Kapiteln ist argumentiert worden, weshalb ein gesunder Ernährungsstil ein äußerst wichtiger Faktor bei der Krankheitsprävention ist. Viele Menschen verfügen über ein ausreichendes Wissen zu einer gesunden Ernährung und handeln dennoch entgegen dieser Kenntnisse. Insbesondere die Fähigkeit zu konsequentem Gesundheitsverhalten und die Wahrnehmung der eigenen Selbstwirksamkeit sind sehr stark vom Individuum abhängig, sodass Interventionsmaßnahmen in der breiten Bevölkerung sich in diesen Punkten als schwierig gestalten dürften. Darum könnten Präventionseinrichtungen besonders an die Verwundbarkeit der Zielgruppe appellieren. Letztendlich ist ausschlaggebend, ob für eine Person das wahrgenommene Risiko oder der Komfort des gewohnten Lebensstils überwiegt. Somit sollte es ein primäres Ziel von Gesundheitsinstitutionen sein, der Bevölkerung die Konsequenzen des gesundheitsgefährdenden Verhaltens vor Augen zu führen.

7 Diskussion

In dieser Hausarbeit sollte der Frage auf den Grund gegangen werden, welche Rolle eine gesunde Ernährungsweise bei der Vorbeugung von Krankheiten spielt. Zuerst ist die Bedeutung des Krankheitsbegriffs präzisiert worden. Nachdem auf den primärpräventiven Ansatz eingegangen worden ist, hat sich das vierte Kapitel mit der großen Relevanz einer gesunden Ernährung auseinandergesetzt. In diesem Kontext ist auf die modernen Zivilisationskrankheiten verwiesen worden. Anschließend sind die präventiven Eigenschaften eines gesunden Ernährungsstils aufgezeigt worden, dies ist mitunter am Beispiel der „Blue Zones" und einem biochemischen Exkurs erfolgt. Im nächsten Abschnitt ist das HAPA-Modell präsentiert worden, um den Widerspruch zwischen den festen Vorsätzen und dem tatsächlichen Ernährungsverhalten vieler Personen zu erklären. Daraus hat sich der Gedanke ergeben, dass das Appelieren an die Verwundbarkeit wirksam sein könnte, um Menschen zu einem gesünderen Ernährungsstil zu animieren. Der heutige Forschungsstand sowie der unkomplizierte Zugang zu einem breiten Angebot an Lebensmitteln sind optimale Voraussetzungen, um sich gesund zu ernähren. Damit diese genutzt werden, bedarf es einer intensiven Aufklärung von Seiten der Gesundheitsinstitutionen wie

Arztpraxen oder Krankenkassen: Solche Einrichtungen erreichen eine große Bevölkerungsgruppe und könnten die Themen Prävention und Ernährung in ihre Kampagnen integrieren. Bracht & Leitzmann kritisieren diesbezüglich, dass die Früherkennung stärker berücksichtigt wird als die Prävention: „In Kindergärten, Schulen oder Betrieben wird kein Programm [für die Vorbeugung] angeboten, weder im freiwilligen Rahmen oder im Pflichtprogramm" (Bracht & Leitzmann, 2020, S. 97). Darüber hinaus betonen die beiden Autoren, dass durch eine lebenslange Prävention die hohen Kosten im Gesundheitswesen verringert werden könnten (Bracht & Leitzmann, 2020, S. 97). Ein gesunder Ernährungsstil besitzt ein hohes Potenzial, um Erkrankungen im Voraus zu vermeiden. Aus diesem Grund ist eine stärkerer Fokus auf diesem Gebiet von großer Wichtigkeit für die Aufklärungsarbeit und bei aktiven Interventionen zur Krankheitsbekämpfung.

8 Literaturverzeichnis

Monografien

- Bracht, P. & Leitzmann, C. (2020). *Klartext Ernährung. Die Antworten auf alle wichtigen Fragen. Wie Lebensmittel vorbeugen und heilen.* München: Mosaik.

- Burgerstein, U. P., Schurgast, H. & Zimmermann, M. B. (2018). *Handbuch Nährstoffe. Vorbeugen und heilen durch ausgewogene Ernährung: Alles über Vitamine, Mineralstoffe und Spurenelemente* (13. Auflage). Stuttgart: Trias.

- Bryson, B. (2020). *Eine kurze Geschichte des menschlichen Körpers.* München: Goldmann.

- Elmadfa, I. & Leitzmann, C. (2015). *Ernährung des Menschen* (5. Auflage). Stuttgart: Ulmer.

- Faltermaier, T. (2017). *Gesundheitspsychologie* (2. Auflage). Stuttgart: Kohlhammer.

- Lebert, C. & Strehl, E. (2018). *Ernährungsbasics. Praxiswissen für die Patientenberatung.* Eschborn: Govi.

Herausgeberwerk

- Scott, K. P. & Tuohy, K. M.: The Microbiota of the Human Gastrointestinal Tract (2014). In D., Del Rio & K., Tuohy. *Diet-microbe interactions in the gut. Effects on human health and disease* (chap. 1). Cambridge: Academic Press.

Internetquellen

- Bundeszentrale für gesundheitliche Aufklärung (BZgA). (2018). *Krankheit.* Verfügbar unter https://leitbegriffe.bzga.de/alphabetisches-verzeichnis/krankheit/ [27.05.22].

- Bundeszentrale für gesundheitliche Aufklärung (BZgA). (2022). *Prävention und Krankheitsprävention.* Verfügbar unter https://leitbegriffe.bzga.de/alphabetisches-verzeichnis/praevention-und-krankheitspraevention/ [27.05.22].

- Bundeszentrum für Ernährung (BZfE). *Präbiotika und Probiotika.* Verfügbar unter https://www.bzfe.de/service/news/aktuelle-meldungen/news-archiv/meldungen-2018/maerz/praebiotika-und-probiotika/ [03.06.22].

- Deutsche Gesellschaft für Ernährung e. V. (DGE 1). *Vollwertige Ernährung.* Verfügbar unter https://www.dge.de/ernaehrungspraxis/vollwertige-ernaehrung/ [27.05.22].

- Deutsche Gesellschaft für Ernährung e. V. (DGE 2). *Vollwertig essen und trinken nach den 10 Regeln der DGE.* Verfügbar unter https://www.dge.de/ernaehrungspraxis/vollwertige-ernaehrung/10-regeln-der-dge/ [27.05.22].

- Deutsche Gesellschaft für Nährstoffmedizin und Prävention (DGNP). *Definition der Präventionsmedizin.* Verfügbar unter https://www.dgnp.de/wir-ueber-uns/definition-der-praeventionsmedizin.html [27.05.22].

- Öffentliches Gesundheitsportal Österreichs (Gesundheit.gv.at). *Tertiärprävention.* Verfügbar unter https://www.gesundheit.gv.at/lexikon/t/tertiaer-praevention-hk [27.05.22].

- Siemens-Betriebskrankenkasse (SBK). (2022). *Was sind Zivilisationskrankheiten?.* Verfugbar unter https://www.sbk.org/magazin/was-sind-zivilisations-krankheiten/ [27.05.22].

- Statista (2022). *Anteil der Erwachsenen mit Übergewicht oder Fettleibigkeit in ausgewählten OECD-Ländern im Jahr 2019.* Verfügbar unter https://de.statista.com/statistik/daten/studie/153908/umfrage/fettleibigkeit-unter-erwachsenen-in-oecd-laendern/ [27.05.22].

- Techniker Krankenkasse (TK). (2017). *Iss was, Deutschland. TK-Studie zur Ernährung 2017.* Verfügbar unter https://www.tk.de/resource/blob/2033596/0208f5f5844c04abbbcbb1389872ee01/iss-was-deutschland-data.pdf [27.05.22].

- The Lancet (2019). *Health effects of dietary riscs in 195 countries, 1990-2017: a systematic analysis for the Global Burden of Disease Study 2017.* Verfügbar unter https://www.thelancet.com/article/S0140-6736(19)30041-8/fulltext [27.05.22].

- Weltgesundheitsorganisation, Regionalbüro für Europa (WHO). (2013). *WHO verweist in neuem Bericht auf ungleiche gesundheitliche Fortschritte in Europa und fordert zur Messung des Fortschritts eine genauere Erfassung des Wohlbefindens.* Verfügbar unter https://www.euro.who.int/de/media-centre/sections/press-releases/2013/03/new-who-report-reveals-unequal-improvements-in-health-in-europe-and-calls-for-measurement-of-well-being-as-marker-of-progress [27.05.22].